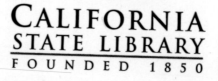

Dr. Alfredo Alatorre

¿Qué es el cáncer?

Respuestas a las preguntas más frecuentes

Prólogo de Alberto Lifshitz

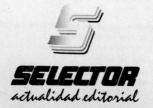

SELECTOR
actualidad editorial

SELECTOR
actualidad editorial

Doctor Erazo 120 Colonia Doctores 06720 México, D.F.
Tel. 55 88 72 72 Fax. 57 61 57 16

¿QUÉ ES EL CÁNCER?
Autor: Dr. Alfredo Alatorre
Colección: Salud

Diseño de portada: Blanca Macedo
Ilustración de interiores: Alberto Henestrosa Pérez
Prólogo: Dr. Alberto Lifshitz

D.R. © Selector, S.A. de C.V., 2004
        Doctor Erazo, 120, Col. Doctores
        C.P. 06720, México, D.F.

ISBN: 970-643-775-4

Primera edición: septiembre de 2004

Sistema de clasificación Melvil Dewey

614.5999
A116
2004   Alatorre, Alfredo.
            ¿Qué es el cáncer? / Alfredo Alatorre. —
            México, D.F.: Selector, S. A. de C.V., 2004.
            Prólogo de Alberto Lifshitz
            128 p.
            ISBN: 970-643-775-4

            1. Ciencias Médicas. 2. Farmacodinámica.
            3. Enfermedades. 4. Neoplasias.

Contenido

Dedicatoria:

A mi esposa Marycarmen... por el apoyo
A mis hijos: Ma. del Carmen, Alfredo Raúl,
Mario Alan y Ma. Fernanda... por la alegría.

A mis hermanos: Roberto, Miguel, Guadalupe,
Margarita y Jesús... por la convivencia.

A mis padres: Roberto y Ángeles... por todo.
Al paciente con cáncer... para mitigar su dolor.

A la entereza... esa fuerza extraodinaria que Dios
te presta en momentos especiales de tu vida.

Agradezco la valiosa colaboración del
Dr. Enrique Carmona Balandrano, médico Patólogo y del
Dr. Román Acevedo Barba, médico Oncólogo,
ambos egresados del Centro Médico Nacional Siglo XXI,
por haber revisado este texto.

Prólogo

Una de las habilidades fundamentales que se exige de los médicos es su capacidad de comunicación, de tal modo que puedan lograr un contacto intelectual y emocional con el paciente y su familia, y se avance colegiadamente en las decisiones que cada caso requiera. Desafortunadamente, no todos los médicos cultivan esta habilidad, y no rara vez les cuesta trabajo descender del pedestal de la soberbia y abandonar el lenguaje técnico para no caer en desdoro. La mayoría de las quejas ante la comisión Nacional de Arbitraje Médico (CONAMED) han tenido que ver con deficiencias en la comunicación entre médico y paciente y se han resuelto de manera relativamente fácil en la conciliación o en la gestión inmediata.

En el caso del cáncer la situación es particularmente delicada, no sólo por la connotación que se le suele dar como enfermedad fatal, sino porque los equívocos pueden ser especialmente contraproducentes para la evolución de la enfermedad. Hoy se acepta que el cáncer es una enfermedad curable en la medida en que se aborde oportunamente, y esta oportunidad depende mucho del conocimiento que la población tenga acerca del problema.

Todo esto da valor a lo que este libro aspira: a ser un vehículo de comunicación entre los expertos y los legos, que permita a estos últimos tener una clara idea de lo que es el cáncer, sin fatalismos, pero sin falsas esperanzas, con el solo propósito de mitigar los impactos de la enfermedad a partir del conocimiento cierto de lo que significa. Por experiencia personal sé que resulta más difícil escribir un texto para no iniciados que uno para los que están en la convención del lenguaje técnico. Por eso hay que exaltar el esfuerzo de los autores de volver accesible el conocimiento, sin egoísmos ni secretos.

Ciertamente, el conocimiento ayuda a reducir la ansiedad, la incertidumbre; propicia la colaboración del enfermo y la familia; genera expectativas con bases reales y no con temores o falsas esperanzas; favorece el diálogo que redunda en mayor conocimiento e, incluso, no sólo propicia a este último, sino que ayuda al lego a entender la jerga, que si bien juega un papel referencial entre expertos, los aísla del contacto con los pacientes.

Bienvenida esta obra para bien de los enfermos y sus familias, los que quieren saber más sobre sus enfermedades aceptan el papel que les corresponde en su atención y rechazan el ocultamiento que, por razones paternalistas, ha privado en la historia de la medicina.

Alberto Lifshitz

Introducción

Este libro se ha escrito con la finalidad de presentar, de una manera práctica y lo más sencilla posible, los conceptos básicos del cáncer y responder a las preguntas más comunes que la gente tiene: ¿Qué es el cáncer? ¿Cómo se desarrolla? ¿Qué tratamientos hay? ¿Cuánto costará? ¿Es curable? ¿Qué hacer y qué no con la información recibida?, entre otras muchas.

1. Generalidades del cáncer

¿De qué está conformado el cuerpo humano?

Está formado por pequeñísimas *bolitas de carne* hechas de proteínas, grasas y carbohidratos llamadas "células", además de agua y minerales, como calcio, hierro, etcétera.

Cuerpo humano

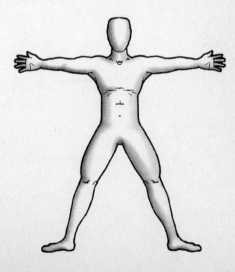

¿Qué hacen estas células?

Forman las diferentes partes de nuestro cuerpo: cerebro, corazón, pulmones, sangre, hueso (células con mucho calcio), piel, etc. Y realizan un trabajo especial según el órgano al que pertenezcan.

¿Cuando estas células ya son "viejas" se cambian por otras?

Sí, cada órgano reemplaza las células *viejas* por *nuevas*, excepto el cerebro.

¿Cómo se realiza lo anterior?

A partir de una célula normal surgen una o dos células normales, que sustituyen a las células "viejas".

Reproducción normal

Célula buena madre

Célula buena hija

Reproducción anormal

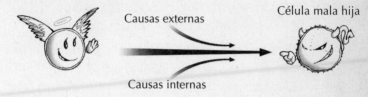

Célula buena madre

Causas externas

Célula mala hija

Causas internas

¿Siempre se originará de una célula normal o buena otra célula normal (buena) hija?

No, en ocasiones una célula normal presenta una alteración o error que se puede deber a una o varias causas externas, como son: tabaco, radiaciones, virus, etc., o bien, a diversas causas internas, da por resultado que de una célula normal "nazca" una o varias células anormales llamadas malas o "cancerosas".

Si estas células se reproducen sin control, su número crece desmedidamente por lo cual se dice que ya se desarrolló un cáncer.

¿Entonces, qué es el cáncer?

Es el desarrollo sin control de células anormales o cancerosas en el cuerpo humano.

¿Existe algo en nuestro cuerpo que nos proteja contra la formación de estas células cancerosas?

Sí, hay unas células "policía" llamadas **linfocitos**, encargadas de detectar y destruir las células anormales o cancerosas.

Célula cancerosa

Linfocito "policía"

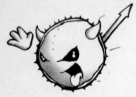
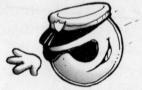

¿Siempre funciona así?

No, a veces estas células "policía" o **linfocitos** no detectan o no reconocen a las células cancerosas; al parecer, éstas se cubren de un *velo* especial que las protege de la acción de las células "policía".

Célula cancerosa cubierta
con "velo" protector

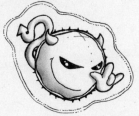

Linfocito "policía"

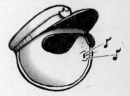

2. Causas del cáncer

¿Por qué el cáncer se desarrolla en unas personas y en otras no?

Porque los individuos que lo padecerán poseen las causas internas, externas o ambas.

¿Cuáles son las causas externas?

Entre ellas están tabaco, radiaciones excesivas por sol, virus, sustancias, etcétera.

Tabaco   Sol   Virus   Sustancias
(Cigarro,   (Exceso)   (Sólo ciertos tipos)   (Variadas)
 puro, pipa…)

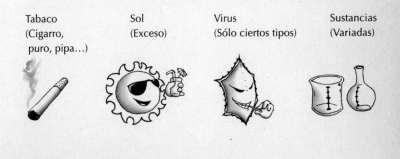

¿Cuáles son las causas internas?

En la herencia genética que cada persona tiene en el cuerpo, a través de sus propios genes marcados en su **DNA**, se pueden desarrollar diferentes tipos de cáncer conocidos como **oncogenes.**

DNA **sin** oncogén   DNA **con** oncogén

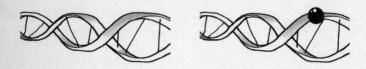

¿Entonces una persona tiene diferentes tipos de oncogenes?

Sí; de hecho, dos o más personas aunque sean de la misma familia, según el oncogén que posean, pueden desarrollar diferentes tipos de cáncer.

3. Diagnóstico del cáncer

¿Cómo se desarrolla el cáncer en el cuerpo?

Una vez que se producen células cancerosas y las células "policía" no logran destruirlas, aquéllas se multiplican a gran escala, formando primero *bolas de carne* o tumores malignos, los cuales comprimen lo que encuentran a su alrededor, y luego, a través de la sangre y otros conductos, se extienden a diferentes partes del cuerpo. A lo anterior, los médicos le llaman **metástasis,** y es más grave una metástasis al cerebro que una al hueso del pie.

¿Cómo se hace un diagnóstico de certeza de cáncer?

Con una o varias biopsias.

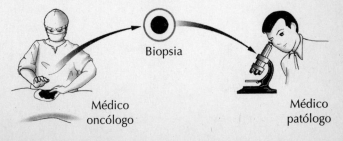

Biopsia

Médico oncólogo

Médico patólogo

¿Qué es una biopsia?

Se toma una muestra del tumor o secreción (biopsia) y la analiza a través del microscopio un médico especialista llamado patólogo; en un informe, por escrito, dará a conocer al médico oncólogo tratante si es cáncer o no.

¿Es conveniente que el estudio sea visto por dos patólogos?

Sí; por seguridad, el estudio de la biopsia debe ser revisado por dos patólogos y si el diagnóstico de ambos es **el mismo,** entonces se declara que es un diagnóstico patológico confirmado.

Pero si opinan de modo **diferente**, se repetirá el estudio de biopsia y lo valorarán otros dos médicos.

¿Cuántos tipos de cáncer existen?

Son muchos; para tratarlos hay que clasificarlos según el órgano al que pertenezcan (cerebro, pulmón, mama, piel, etcétera).

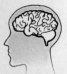

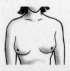

Cerebro   Pulmón   Mama   Piel

¿Por qué se hace esa selección?

Cada tipo de cáncer necesita un tratamiento especial. Además, se clasifica en etapas de acuerdo con lo avanzado que se encuentre.

	1. Inicial.
Etapas:	2. Poco avanzado.
	3. Extendido a los lados.
	4. Extendido por todo el cuerpo.

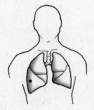 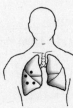 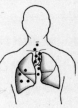 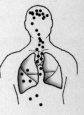

Etapa 1   Etapa 2   Etapa 3   Etapa 4

¿Se cura el cáncer?

Sólo en gran parte en etapa 1 y 2; en la 3 y 4 no hay curación completa; sólo puede haber control o mejoría dependiendo de la etapa en que se halle el enfermo y la respuesta que tenga al tratamiento, ya que siempre existe la posibilidad de que se *reinicie o retoñe* el cáncer.

¿Quiere decir esto que hay personas que responden bien a un tratamiento para el cáncer y otras que no?

Sí.

¿Cómo se sabe en qué etapa de cáncer se está?

El médico especialista (oncólogo) determinará en qué etapa de cáncer se encuentra el paciente por medio de la exploración física y los estudios especiales, como son: biopsias, tomografía computarizada, resonancia magnética, rayos X, etcétera.

4. Sospecha de cáncer

¿Cuándo se sospecha que una persona tiene cáncer?

La sociedad americana del cáncer menciona siete puntos:

1. Cuando se presenta una baja de peso importante sin causa aparente.

Baja de peso **sin** dieta

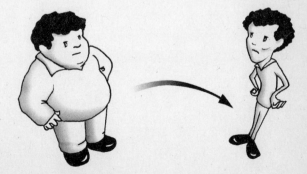

¿Cuánto es una baja de peso importante?

Una baja de peso importante es de cinco kilos o más en un mes.

¿Qué es sin causa aparente?

Cuando la persona sigue comiendo igual que antes, no tiene dieta, no toma algún medicamento para bajar de peso, no presenta alguna enfermedad como diabetes, bulimia, anorexia, etc., pero empieza a bajar de peso.

2. Cuando existe un lunar o verruga que crece.

Crece

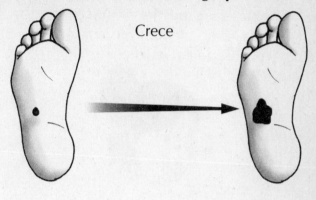

¿Qué es un lunar?

Es una mancha de color negro o café oscuro en cualquier parte del cuerpo.

Lunar

Verruga

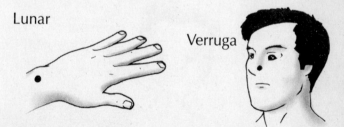

¿Qué es una verruga?

Es un *granito* de carne que por lo general es de color café.

¿Cuánto debe crecer?

Es variable, pero puede incrementar su tamaño original cada mes; además, en ocasiones se ulcera (agrieta) y puede sangrar o dar comezón.

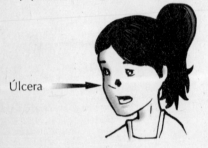

Úlcera →

3. Cuando hay la presencia de un tumor.
¿Qué es un tumor?

Es una *bola* de carne que se palpa con los dedos y que está en un lugar donde no debería existir normalmente.

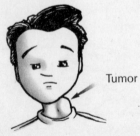

Tumor

4. Úlcera que no cicatriza.

¿Qué es una úlcera?

Es una herida abierta, ya sea interna o en la piel.

¿Qué quiere decir que no cicatriza?

Una herida o úlcera en condiciones normales, según el tamaño, se cierra o cura en cierto número de días; pero si se mantiene abierta por semanas y no hay datos de que esté sanando, entonces es una **úlcera que no cicatriza.**

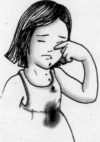

5. Disfonía permanente.

¿Que es disfonía?

La pérdida de tono de la voz (hablar "ronco"), que aparece de repente.

¿Qué es permanente?

No se quita (por meses).

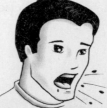

6. La presencia de sangrado anormal.
¿Qué es un sangrado anormal?

Cuando una persona se corta se le produce una herida y puede haber un sangrado normal o esperado. Pero si hay sangrado sin causa aparente cuando al toser escupe sangre, vomita sangre, orina con sangre o defeca con sangre, etc., entonces tiene un **sangrado anormal.**

Excremento con sangre

7. Cambios en los hábitos de defecar.
¿Qué es esto?

En condiciones normales, una persona *hace del baño* de cierto tamaño, forma y número de veces por semana.

Si esto cambia repentinamente sin que sea una infección y presenta uno o varios de estos signos: se estriñe, defeca de manera delgada, tiene diarrea, sangra, se mantiene por semanas y no responde a "tratamientos comunes" (de procesos infecciosos, que es lo habitual), se podrá pensar en la **posibilidad** de cáncer.

Importante:

Los siete puntos que se han comentado son solamente **sospecha.** Si cualquiera de estas molestias son continuas y frecuentes, se deberán realizar estudios especiales indicados por su médico tratante.

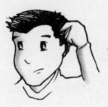

5. Etapas del cáncer

¿Cómo se sabe qué tan grave es cada tipo de cáncer?

(Puede causar la muerte con mayor o menor rapidez si se presenta.)

Para saberlo se necesita responder a tres preguntas.

1. ¿En qué parte del cuerpo se desarrolló inicialmente el cáncer?
2. ¿Qué tipo de célula cancerosa es?
3. ¿En qué etapa se encuentra?

Con las respuestas a estos cuestionamientos se conoce el diagnóstico, su tratamiento y qué pronóstico de vida posee para cada tipo de cáncer.

Cáncer muy agresivo
o cáncer poco agresivo

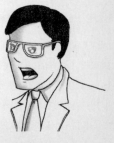

Respuesta 1. ¿En qué parte del cuerpo se desarrolló inicialmente el cáncer?

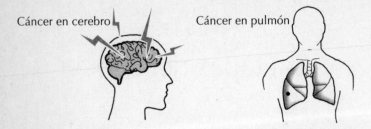

Cáncer en cerebro   Cáncer en pulmón

Existen muchos órganos en el cuerpo: pulmón, corazón, riñón, cerebro, mama, próstata, piel, etc. De tal manera que no es lo mismo un cáncer de cerebro a uno de pulmón, pues el pronóstico de vida para ambos es distinto.

Cáncer inicial de pulmón   Cáncer avanzado de pulmón

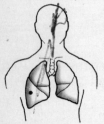 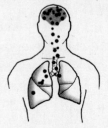

¿Qué es el desarrollo inicial?

El cáncer se inicia en **un** órgano del cuerpo (se llama cáncer primario), el cual se puede extender a **otro** órgano (se le dice cáncer secundario o metástasis). Además, no es lo mismo una metástasis en el pulmón que una metástasis en el cerebro.

Respuesta 2. *¿Qué tipo de célula cancerosa es?*

En cada órgano (cerebro, mama, pulmón, etc.) hay diferentes tipos de células y cada una de ellas puede desarrollar un cáncer.

Por medio del estudio en el microscopio (biopsia) se clasificarán estas células.

Células grandes   Células planas   Células pequeñas   Células glandulares

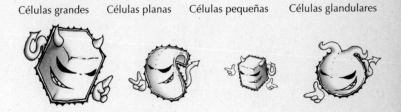

Entre las células grandes, chicas, planas, glandulares, etc., el pronóstico y el tratamiento es diferente en cada caso.

Respuesta 3. *¿En qué etapa se encuentra?*

Etapa 1. Inicio: el cáncer está localizado **sólo en un sitio del órgano en donde se inició** y la posibilidad de controlarlo es alta si se atiende en ese momento.

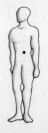

Etapa 2. Poco avanzado: el cáncer aún está en el órgano donde se inició, pero ya lo ocupa casi todo. La posibilidad de control es buena todavía si se atiende de inmediato.

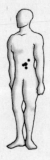

Etapa 3. Avanzado: el cáncer ya está en todo el órgano y ya se extendió a órganos cercanos. La posibilidad de control o mejoría es poca.

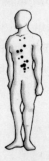

Etapa 4. Muy avanzado: el cáncer ya se extendió por todo el cuerpo y la posibilidad de control o mejoría es mínima.

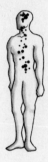

6. Tratamientos contra el cáncer

¿Una vez hecha la clasificación, hay un tratamiento especial y diferente para cada cáncer?

Sí.

¿Cómo se sabe si una clasificación está bien hecha por el médico oncólogo?

Si el diagnóstico tiene nombre, primer apellido, segundo apellido y etapa.

Ejemplo:

A. Nombre: cáncer.
B. Primer apellido: pulmonar, de mama, de piel, de cerebro, de próstata, de hígado, etcétera.
C. Segundo apellido: células pequeñas, células grandes, células glandulares, etcétera.
D. Etapa: 1, 2, 3 o 4.

Ejemplo de **cáncer inicial:**
Cáncer pulmonar de células planas en **etapa 1**.

Ejemplo de **cáncer muy avanzado:**
Cáncer de mama, de células glandulares, **etapa 4**.

¿Se abrevian los diagnósticos?

Sí; el paciente debe preguntar al médico oncólogo el diagnóstico completo, el plan de tratamiento y el porcentaje de mejoría en cada tipo de cáncer.

¿Siempre se pregunta el porcentaje de mejoría?

Sí.

¿Por qué?

Cáncer en etapa **1**: la posibilidad de mejoría es muy alta, digamos de 95%. Esto quiere decir que de 100 personas con tratamiento, 95 mejoran y las demás no, a pesar del mismo tratamiento y hallarse en etapa 1.

Cáncer en etapa **4**: la posibilidad de mejoría es poca, quizá de 2%, esto significa que de 100 personas con el mismo tratamiento, 98 no se recuperan y en dos existe mejoría.

¿Cuál es la clasificación más común para el cáncer?

Existe una clasificación internacional que se realiza con las letras:

1. "t" (tumor).

2. "n" (nódulo).

3. "m" (metástasis).

1. La letra "t" quiere decir **tumor** canceroso y mientras mayor sea el número, el cáncer será más grande: to, tis, t1, t2, t3, t4, tx.

To = no se detecta tumor.

Tis = tumor *in situ* menor de 1 cm de tamaño.

T1 = tumor entre 1 y 2 cm de tamaño.

T2 = entre 2 y 5 cm de tamaño.

T3 = de más de 5 cm de tamaño.

T4 = cualquier tamaño por grande que sea.

Tx = no se puede definir el tamaño del tumor.

2. La letra "n" significa **nódulos** o ganglios (*bolitas con cáncer* que rodean al tumor principal. Mientras más cerca estén, su número es pequeño, y cuanto más lejos el número es más grande) y son: no, n1, n2, n3, nx.

No = no se detectan ganglios.

N1 = sí existen ganglios alrededor del tumor.

N2 = hay ganglios alrededor y cercanos al tumor.

N3 = hay ganglios alrededor, cercanos y lejanos.

Nx = no se puede determinar si hay ganglios con cáncer.

3. La letra "m" quiere decir **metástasis** (cáncer extendido a algún otro lugar de donde originalmente inició) y hay: mo, m1, mx.

Mo = **no** hay metástasis.

M1 = **sí** hay metástasis.

Mx = no se puede valorar si hay metástasis.

¿Para qué se explica todo esto?

Los diagnósticos en los expedientes se mencionan así: cáncer pulmonar t1, no, mo, lo cual sería un cáncer inicial y de buen pronóstico.

Otro más avanzado sería: cáncer pulmonar t2, n1, mo, y el pronóstico sería más grave.

Y uno muy avanzado: cáncer pulmonar t4, n3, m1, el cuál sería de pronóstico quizá fatal a corto plazo.

Con esta forma de realizar los diagnósticos es sencillo valorar el cáncer, en qué etapa se encuentra y qué manejo será el indicado.

Además, el diagnóstico funciona para valorar la respuesta del paciente a los tratamientos.

¿Cómo es esto?

Si un paciente con tratamiento inicia en t3, n2, mo, y baja a t1, n1, mo, quiere decir que hay respuesta al tratamiento.

En cambio, si de t2, n2, mo, sube a t4, n3, m1, es un mal pronóstico e indica que no hay respuesta al tratamiento.

¿Qué tratamientos existen para el cáncer?

Según el tipo de cáncer y la etapa en que se encuentre, se pueden aplicar uno o varios procedimientos:

1. Quirúrgico (operación).
2. Radioterapia (rayos X).
3. Quimioterapia (medicamentos).
4. Otros tratamientos (hormonas, antihormonales, antibióticos, láser, interferón, radiaciones, etcétera).

Quirúrgico
(Existen cuatro tipos de operaciones)

1.1. Cirugía curativa (pronóstico muy bueno).
Operación en la cual se puede extirpar **todo** el tumor canceroso.

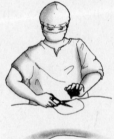

1.2. Cirugía parcial (pronóstico regular).
Operación en la que sólo se puede eliminar **parte** del tumor canceroso.

El cirujano no puede quitar todo el tumor

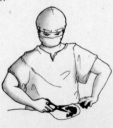

1.3. Cirugía supresiva (pronóstico regular).

Operación en la que se **quitan** algunas glándulas para evitar que crezca más algún tipo especial de tumor canceroso. En el **hombre** son los testículos y en la **mujer** los ovarios.

El cirujano quita glándulas, no tumor

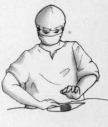

1.4. Cirugía paliativa (pronóstico malo).

Operación en la cual ya **no se puede** eliminar el cáncer y sólo se realiza para mitigar el dolor o mejorar la función de algún órgano que se afectó por la invasión del cáncer.

El cirujano sólo mejora la función de algún órgano

Radioterapia

(Rayos X)

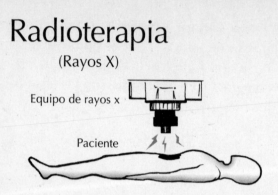

Equipo de rayos x

Paciente

2.1. La radioterapia se efectúa con aparatos especiales de rayos X.

2.2. Los rayos X **no se pueden ver** con los ojos.

2.3. Los rayos X matan las células que se reproducen, ya sean buenas o malas; es decir, ambas.

2.4. Si los rayos X eliminan más células malas que buenas se establece que el tumor canceroso del paciente es **radiosensible** (*es buena opción de tratamiento*), o si matan muy pocas células malas y muchas buenas se dice que es **radiorresistente** (*es mala opción de tratamiento*).

2.5. Según el tipo de cáncer se determina la cantidad de sesiones (número de veces) y la intensidad de radiación.

2.6. También produce reacciones como quemaduras en la piel e inflamación en los diferentes órganos internos que están expuestos a esta radiación.

2.7. El tratamiento siempre se aplica en hospitales que cuentan con equipos especiales de rayos X.

Quimioterapia
(Medicamentos contra el cáncer)

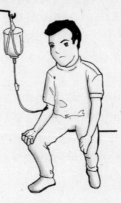

3.1. Existen **muchos** medicamentos y los más comunes son: adriamicina, ciclofosfamida, fluoracilo, metrotexate, vincristina, etc., y se recetan solos o en combinación si es necesario.

3.2. Son muy "fuertes" y generan **reacciones** secundarias; el único médico autorizado para aplicarlos es el oncólogo.

3.3. Funcionan destruyendo **todas** las células que en el paciente se estén reproduciendo, tanto buenas como malas.

3.4. Si destruyen más células malas que buenas, entonces es una **buena** opción de tratamiento.

3.5. Por ello, a los enfermos **con tratamiento** de quimioterapia se les cae el cabello, adelgazan, tienen úlceras, anemia, etcétera.

3.6. Hay ciertos tipos de cáncer que son **resistentes** al tratamiento de quimioterapia, por lo que deben atenderse con algún otro procedimiento.

3.7. Estas medicinas generalmente se aplican en un hospital y existe la posibilidad de que el paciente **no las tolere** y presente vómito, anemia y diarrea severos, etcétera.

3.8. Afortunadamente, ya existen medicamentos que pueden **disminuir** o quitar estas molestias.

3.9. Puede haber mezcla de varias medicinas por **cierto tiempo**. Los esquemas de manejo los proporciona el médico oncólogo.

Otros tratamientos

4.1. **Con hormonas:** para algunos tipos de cáncer.

4.2. **Braquiterapia:** agujas especiales que contienen radioisótopos que poseen elementos radiactivos, los cuales se introducen dentro de un tumor canceroso para su destrucción.

Aguja radiada   Aplicación al paciente

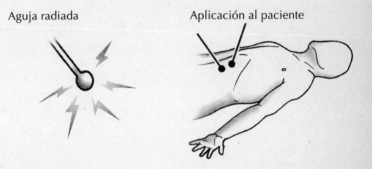

4.3. **Otros:** Interferón, terapia fotodinámica (láser), etcétera.

7. Costo del cáncer

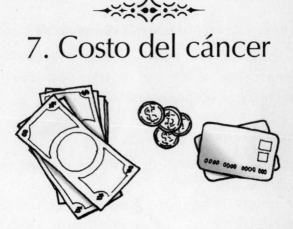

¿Por qué es tan costoso el tratamiento del cáncer?

1) En los equipos de rayos X, el "foco de rayos X" dura un tiempo determinado, es costoso y hay que remplazarlo con frecuencia.

2) Los medicamentos utilizados en la quimioterapia representan muchos años de investigación, pues se prueban miles de sustancias, de las cuales sólo **una**, después de 10 años de estudio, resulta útil. Por tanto, el pago de las investigaciones hechas durante estos periodos se realiza al salir al mercado el nuevo medicamento.

3) En la cirugía (operación), el cirujano oncólogo puede hallar que el cáncer invadió otras partes del cuerpo y

para quitarlo, si es posible, deberá ser muy cuidadoso de no *romper* o lastimar otros órganos, por lo que se considera una cirugía de alto riesgo.

¿Cuánto cuesta un tratamiento completo de cáncer?

De acuerdo con el tipo de cáncer y de la etapa en que se encuentre, se hace un programa de manejo que el médico oncólogo presentará al paciente.

¿Cómo se efectúa?

1. Se calcula el número de sesiones de radioterapia (rayos X).
2. El número de sesiones de quimioterapia (medicamentos).
3. Se programa una o varias cirugías si fuese necesario.
4. Otros procedimientos.

¿Cuánto cuesta cada una aproximadamente?

Una sesión de radioterapia   250 dólares o más.
Una sesión de quimioterapia   300 dólares o más.
Una cirugía sencilla   1000 dólares o más.
Una cirugía mediana   1500 dólares o más.
Una cirugía complicada   2000 dólares o más.

El médico oncólogo tratante mencionará, por ejemplo: "Se necesitan 15 sesiones de quimioterapia, 18 sesiones de radioterapia y una cirugía mediana." Haga usted la cuenta.

Además:

Se deben contemplar gastos del traslado, del hospital, alimentación, acompañante, etcétera.

a) Si el paciente cuenta con seguro de gastos médicos (privado), debe preguntar si la póliza tiene cobertura para esta enfermedad, por qué monto y si se renovará al término de ésta.

b) Una institución de salud pública es otra opción.

¿Por qué se toca el tema del dinero en esta enfermedad?

a) Si a usted le prescriben un tratamiento completo, termínelo, si no será peor.

b) Pregunte al médico el costo para evitar sobresaltos y angustia en toda la familia, ya que no se sabe qué esperar o cuándo acabará.

c) Comente con sus familiares lo que deberá hacer cada uno para repartirse los gastos que implica un tratamiento de cáncer. Planifique por semanas hasta terminar con el tratamiento.

8. Confirmación del cáncer

¿Existen otras complicaciones y enfermedades que puedan acompañar al cáncer y ameriten tratamiento extra?

Sí, puede haber **complicaciones** en hígado, pulmón, riñón, etc., o presentarse **enfermedades** virales, bacterianas, parasitarias, etcétera.

¡Más complicado!

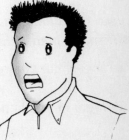

¿Los pacientes con cáncer necesitan dieta especial?

Sí, su médico se los comentará; en caso necesario los enviará con un nutriólogo.

¿Qué pasa cuando a una persona se le informa que tiene cáncer?

Si **no** está confirmado con **biopsias,** además de tomografía, laboratorio, etc., **nunca** se le debe decir que tiene cáncer; simplemente que se está estudiando la enfermedad, que no hay diagnóstico aún y mucho menos iniciar un tratamiento.

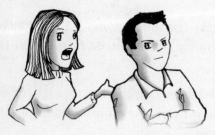

¿Cómo reacciona una persona que tiene cáncer confirmado mediante biopsia?

Se presentan cuatro etapas:

Primera etapa: la **negación** de la realidad.

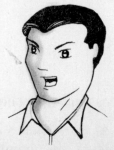

Piensa: "No es cierto."
         "Están equivocados."
         "Yo no lo puedo tener."

Actúa: con miedo.

Segunda etapa: la **depresión**.

Piensa: "Por qué a mí."
"La vida es injusta conmigo."
"Ya no quiero saber nada."
Actúa: con agresividad.

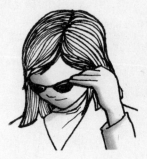

Tercera etapa: la **aceptación** de la realidad.

Piensa: "Haré lo necesario por tratarme."
"Daré la lucha."
Actúa: con impaciencia.

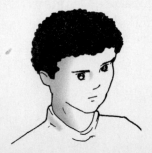

Cuarta etapa: la **transformación** del paciente.

Piensa: "Ha sido una experiencia única y ahora valoro realmente la vida."

"Cambiaré mi manera de pensar en casi todo y actuaré diferente, lo haré bien."

"Tendré un concepto de **Dios** distinto al que tenía anteriormente."

Actúa: "Con serenidad."

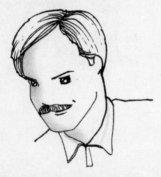

Las personas con cáncer pueden avanzar hasta la cuarta etapa o quedarse en la primera, segunda o tercera, según la personalidad de cada paciente.

¿Cuál sería la actitud más aconsejable de una persona ante el cáncer?

Si se halla en:
1. Primera etapa, tiene todo para mejorar.
2. Segunda etapa, hay muchas esperanzas.
3. Tercera etapa, existe poca esperanza.
4. Cuarta etapa, prácticamente no hay esperanza.

¿Qué hago?

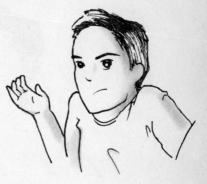

Nota:

Lo antes mencionado tiene como fin **no alarmar en exceso** si el paciente está en etapas uno o dos, y **no ofrecer falsas esperanzas** si se encuentra en etapas tres o cuatro, lo cual algunas personas aprovechan para ofrecer curas mágicas y obtener dinero de los familiares con enfermos de cáncer.

Lo ideal sería que el paciente tomara la decisión, de ser posible.

Si una persona en etapa tres o cuatro decide iniciar el tratamiento, se le debe permitir, pero sabrá la posibilidad real de mejoría, la cual le mencionará su médico oncólogo tratante, a sabiendas de que **si falla** fue una decisión previamente tomada.

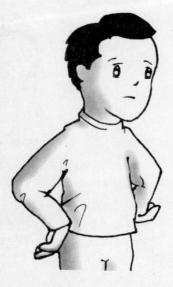

¿Sirve la medicina naturista, herbolaria, control mental, yoga, etc., para tratar el cáncer?

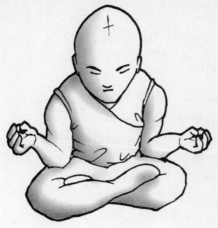

Sí, como apoyo emocional del paciente, siempre y cuando su médico oncólogo lo autorice, pero **no** está demostrado que cualesquiera de estas disciplinas por sí sola sea capaz de "curar" un cáncer.

Los familiares y los amigos, cuando observan esta mejoría desde el punto de vista psicológico en el paciente, mencionan:

1. Este "remedio" es maravilloso.

2. Estas "hierbas" son la gran cosa.

3. Este método lo hace "sentir muy bien".

Por supuesto, este "apoyo" es muy importante para el paciente con cáncer, pero **recuerde**, esta enfermedad tiene **dos maneras de actuar:** una física (cuerpo) y otra psicológica (mente).

¿Qué sucede con los familiares de las personas con cáncer?

Como en todas las enfermedades graves, tanto el paciente como los familiares no están preparados para una situación de este tipo, que seguramente cambiará el rumbo de sus vidas.

Los familiares, al recibir una noticia tan impactante, reaccionan de **dos** maneras.

1. Los que piensan y actúan en la solución del problema.
2. Los que piensan y **no** actúan en la solución del problema.

Además, presentan tres etapas:

Etapa 1: casi todos los familiares comentan la situación y están dispuestos a ayudar.

Etapa 2: se inicia el problema del paciente con cáncer que amerita la participación de los familiares de tres maneras básicas:

   a) **Ayuda moral**: animar al paciente, escuchar sus comentarios dando palabras de aliento, etcétera.

   b) **Ayuda física**: acompañar al paciente a sus consultas médicas, quimioterapias, radioterapias, alimentación, desvelos, etcétera.

   c) **Ayuda económica**: además de que se tenga o no seguro médico, habrá siempre gastos extras que se deberán realizar.

Recuerde, el paciente con cáncer necesita forzosa-
mente de estas tres ayudas, cada una es indispensable y
tiene su valor en determinado momento.

Etapa 3: algunos familiares y amigos incluidos en este
          compromiso extra tienden a rendirse, presen-
          tándose estos escenarios:

          a) Los verdaderos "cónyuges".
          b) Los verdaderos "hijos".
          c) Los verdaderos "amigos".
          d) "El abandono" o el "divorcio".

La asistencia a un familiar o amigo con cáncer
requiere de mucha predisposición para ayudarlo;
algunos, conforme pasa el tiempo, se desanimarán.

Además, es importante comentar que en los centros
hospitalarios existen asociaciones privadas y de gobierno
encargadas de apoyar tanto a los pacientes como a los
familiares, y que reciben el nombre de hospicio.

9. Cáncer de mama

¿Es un cáncer frecuente en las mujeres?

Sí; de hecho, una de cada ocho mujeres en el mundo lo padecerá en alguna etapa de su vida.

¿Cómo se puede prevenir a tiempo?

De dos maneras:
1. Revisión de los senos por la misma persona (auto-examen) una vez al mes, de preferencia una semana después de terminada la menstruación.
2. Estudio de mastografía (rayos X de mama) una vez al año a partir de los 40 años de edad.

¿Es posible que algunas mujeres desarrollen con mayor facilidad este cáncer que otras?

Sí, las más importantes son:
1. Edad de más de 50 años.

2. Antecedentes familiares de cáncer de mama.
3. Inicio de una regla temprana (antes de los 11 años).
4. Suspensión de la regla tardía (menopausia) después de los 55 años.
5. Haber utilizado anticonceptivos durante su vida.
6. Uso de hormonas luego de la menopausia.
7. Tomar alcohol diariamente (más de tres bebidas por día).

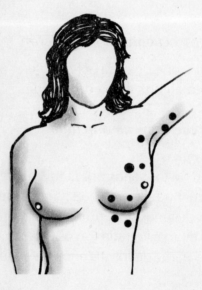

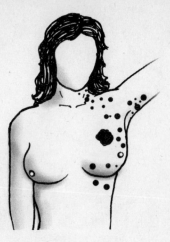

¿Cuándo se sospecha que una persona tiene cáncer de mama?

Si presenta uno o varios de los siguientes signos:
1. Cuando hay una masa o tumor en una mama y en la otra no.
2. Si se forman *hoyuelos* en la piel de una mama y en la otra no.
3. Cuando el pezón se arruga hacia dentro.
4. Cuando por el pezón sale secreción transparente o con sangre.
5. Cuando hay enrojecimiento de la piel de una mama de manera continua y en la otra no.
6. Si cambia el tipo de piel de la mama (se le llama piel de "cáscara de naranja").
7. Cuando hay crecimiento de ganglios (bolitas) en la axila y en la otra no.

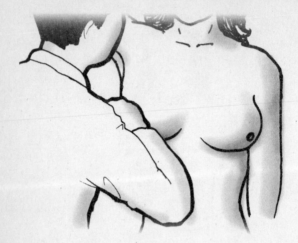

¿Si existe la sospecha de padecer uno o varios datos anteriores, qué hay que hacer?

1. Acudir al médico para una exploración física cuidadosa.
2. Estudios especiales (mastografía), y si fuese necesario una biopsia.

¿Y luego qué?

1. Si es **negativo** para cáncer: es una inflamación o un quiste y hay que atenderlo con medicina solamente, o si el quiste es muy grande y da molestias se puede operar. **Ahí termina todo.**
2. Si es **positivo** para cáncer (biopsia positiva): se deben realizar estudios extras como tomografía o

resonancia magnética, rayos X, laboratorio, para determinar la extensión o grado en que se halla e iniciar el tratamiento.

¿Cuál es el tipo de cáncer de mama más frecuente?

1. Adenocarcinoma, en 95 por ciento.
2. Otros, en 5 por ciento.

¿Cuántas etapas hay en el cáncer de mama?

Cinco: etapas 0, 1, 2, 3 y 4.

Cáncer de mama, etapa 0

Con tratamiento, en cinco años vivirá el 95 por ciento de las pacientes aproximadamente.

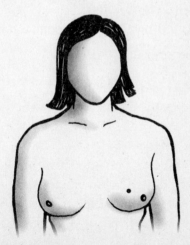

¿Qué se observa en la mama?

Nada, o a veces algo de secreción por el pezón. El cáncer se encuentra en una porción muy pequeña de una sola mama.

¿Entonces, cómo se diagnostica?

Con estudio de la secreción (biopsia) o estudios especiales de rayos X para mama.

¿Cómo se clasifica?

Etapa 0 (tis, n0, m0).

¿Qué tratamientos existen?

1. Cirugía curativa.
2. Hormonales (Tamoxifén).

El médico oncólogo decidirá cuál tratamiento es el indicado.

Cáncer de mama, etapa 1

Con tratamiento, aproximadamente el 87 por ciento de las pacientes vivirá en cinco años.

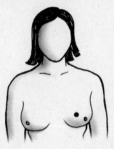

¿Qué se observa en la mama?

El cáncer se halla en una sola mama. Se puede sentir una bolita o tumor como de 2 cm en la mama y secreción por el pezón a veces.

¿Cómo se diagnostica?

Con estudios de mastografía (rayos X) y biopsia.

¿Cómo se clasifica?

Etapa 1 (t1, n0, m0).

¿Cómo se trata?

1. Cirugía curativa.
2. Tratamiento hormonal (Tamoxifén).
El médico oncólogo decidirá qué aplicar.

Cáncer de mama, etapa 2

Con tratamiento en cinco años vivirá el 65% de las pacientes aproximadamente.

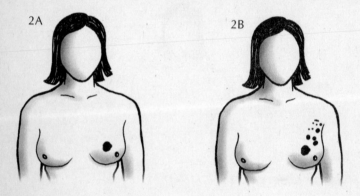

¿Qué se observa en la mama?

Además de cualquiera de los signos mencionados, como sospecha aparecen las siguientes características:
El cáncer se encuentra en una sola mama.
1. Una bola o tumor de entre 2 y 5 cm, sin ganglios (etapa 2a).
2. Un tumor de más de 5 cm, sin ganglios (etapa 2b).
3. Un tumor de entre 2 y 5 cm, con ganglios (etapa 2b).

¿Cómo se diagnostica?

Mastografía, biopsia y tomografía.

¿Cómo se clasifica?

Etapa 2a (t0, n1, m0), (t1, n1, m0) y (t2, n0, m0).
Etapa 2b (t2, n1, m0) y (t3, n0, m0).

¿Qué tratamientos existen?

1. Cirugía curativa.
2. Radioterapia.
3. Quimioterapia.
4. Tratamiento hormonal (Tamoxifén).

El médico oncólogo decidirá cuál tratamiento se seguirá.

Cáncer de mama, etapa 3

Con tratamiento, aproximadamente en cinco años vivirá el 35 por ciento de las pacientes.

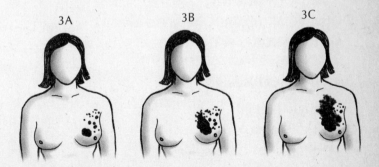

3A   3B   3C

¿Qué se halla en la mama?

Uno o varios de los signos de sospecha mencionados.
El cáncer se encuentra en una mama y la respectiva axila.

1. Una bola o tumor de menos de 5 cm y ganglios cercanos (etapa 3a).
2. Una bola o tumor de más de 5 cm con ganglios cercanos y ganglios en axila (etapa 3b).
3. Una bola o tumor pegado a piel o hueso (costillas) y ganglios (etapa 3c).

¿Cómo se diagnostica?

Mastografía, biopsia y tomografía.

¿Cómo se clasifica?

Etapa 3a (t0, n2, m0), (t1, n2, m0), (t2, n2, m0), (t3, n1, m0) y (t3, n2, m0).
Etapa 3b (t4, n0, m0), (t4, n1, m0) y (t4, n2, m0).
Etapa 3c (cualquier t, n3, m0).

¿Qué tratamientos hay?

1. Cirugía parcial.
2. Radioterapia.
3. Hormonales (Tamoxifén)

El médico oncólogo indicará el procedimiento que se aplicará.

Cáncer de mama, etapa 4

Con tratamiento, en cinco años el 5 por ciento aproximadamente de las pacientes vivirá.

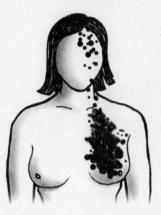

¿Qué se observa en la mama?

Se presenta uno o varios de los signos referidos y el cáncer se encuentra en la mama, la axila y otras partes del cuerpo como pulmón o cerebro, incluso en la otra mama.

1. Una bola o tumor de entre 2 a 5 cm o más, con ganglios cercanos y ganglios en otras partes del cuerpo.

¿Cómo se diagnostica?

Mastografía, biopsia y tomografía.

¿Cómo se clasifica?

Etapa 4 (cualquier t, cualquier n, **m1**).

¿Qué tratamientos existen?

1. Quimioterapia.
2. Hormonales (Aromasin).
3. Radioterapia.
4. Cirugía supresiva.
5. Cirugía paliativa (en ocasiones).
El médico oncólogo decidirá el tratamiento.

10. Cáncer de pulmón

¿Es un cáncer muy frecuente?

Sí.

¿Cuál es la principal causa externa que lo produce?

Fumar.

¿Existe alguna diferencia en la aparición de cáncer si se fuma cigarro, puro o pipa?

Sí; en el caso del cigarro el cáncer más frecuente es el pulmonar, en el puro es el cáncer de boca y en la pipa es el cáncer faríngeo y pulmonar.

¿A quién le produce más daño el tabaco: al que fuma (fumador activo) o al que no fuma, pero lo inhala (fumador pasivo)?

A. El fumador activo tiene la posibilidad de contraer alguna enfermedad por el tabaco en un 80 por ciento.
B. En el fumador pasivo es de 23 por ciento.
C. Quien no está nada expuesto es de 0 por ciento.

¿Qué molestias o signos se presentan cuando existe este cáncer?

Casi siempre ninguna, sobre todo cuando se inicia.

¿Si no hay ninguna molestia al principio, cómo se podría detectar?

Si la persona es fumadora (con más de 10 años) deberá tomarse una radiografía de tórax cada año; o si es posible, una resonancia magnética helicoidal pulmonar.

¿Y si se presentan molestias cuando ya está más avanzado, cuáles serían?

1. Tos con duración de varias semanas y en ocasiones con sangre.
2. Ronquera de varios meses.
3. Baja de peso sin causa aparente.
4. Dolor a la respiración profunda.
5. Falta de aire que aumenta progresivamente.

¿Cómo se hace el diagnóstico de certeza del cáncer pulmonar?

Con biopsias.

¿Existen varios tipos de cáncer de pulmón?

Sí, y es importante clasificarlos para alcanzar un tratamiento adecuado.

¿Cuáles son los más importantes?

1. **Cáncer de pulmón de células no pequeñas.**
   El más frecuente y menos agresivo.
2. **Cáncer de pulmón de células pequeñas.**
   Es menos frecuente y más agresivo.
3. **Cáncer de pulmón (todos los demás).**
   Son poco frecuentes y extremadamente agresivos.

¿Cómo se clasifica el cáncer de pulmón?

En cinco etapas con el sistema internacional **t.n.m.**

Y al ser el más frecuente se explicará el cáncer pulmonar de células **no pequeñas.**

Cáncer de pulmón, etapa 0

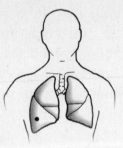

¿Qué molestias tiene el paciente en esta etapa?

Generalmente ninguna.

¿Cómo se diagnostica?

Con estudio de resonancia magnética helicoidal pulmonar o tumoral axial computada y biopsia.

¿Cómo se clasifica?

Etapa 0: (tis, n0, m0).

¿Cuál es el tratamiento?

1. Cirugía curativa.
2. Terapia fotodinámica (láser).

¿Qué pronóstico se espera?

Muy bueno.

Cáncer de pulmón, etapa 1

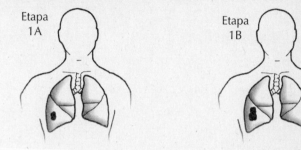

¿Qué molestias presenta el paciente en esta etapa?

Por lo regular ninguna; el cáncer está en un solo pulmón y es muy pequeño.

¿Cómo se diagnostica entonces?

1. Con una radiografía de control y **a veces** se aprecia un tumor de 3 cm; de ahí se toma la biopsia.
2. Estudio de resonancia magnética o tomografía.

¿Cómo se clasifica?

Etapa 1a (t1, n0, m0)
Etapa 1b (t2, n0, m0)

¿Cuál es el tratamiento?

1. Cirugía curativa.
2. Radioterapia a veces.

3. Terapia fotodinámica (láser).
4. Quimioterapia a veces.

¿Qué pronóstico tiene?

Bueno.

Cáncer de pulmón, etapa 2

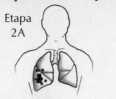
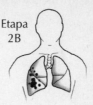

Etapa 2A

Etapa 2B

¿Qué molestias tiene el paciente?

Ninguna, o en ocasiones escupe con sangre.
El cáncer se halla en un solo pulmón y es más grande.

¿Cómo se diagostica?

Con una radiografía o tomografía se observa un tumor de 3 cm, o más de tamaño, y luego se toma una biopsia con aguja.

¿Cómo se clasifica?

Etapa 2a (t1, n1, m0).
Etapa 2b (t2, n1, m0) y (t3, n0, m0)

¿Cuál es el tratamiento?

1. Cirugía curativa.
2. Radioterapia.
3. Quimioterapia, a veces.

¿Que pronóstico tiene?

Bueno aun en este momento, si se trata.

Cáncer de pulmón, etapa 3

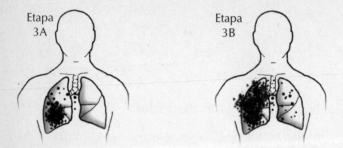

¿Qué molestias presenta el paciente?

Tos casi siempre con sangre, baja de peso, dolor, etc. El cáncer invade todo un pulmón y hay ganglios cerca del corazón.

¿Cómo se diagnostica?

En una radiografía o tomografía se observan cambios importantes por la invasión del cáncer y se toman biopsias.

¿Cómo se clasifica?

Etapa 3a (t1, n2, m0), (t2, n2, m0) y (t3, n1, mo).

Etapa 3b (t4, n0, m0) o (t4, n1, mo), (cualquier t, n3, m0) y (t4, cualquier n, m0).

¿Cuáles son los tratamientos?

1. Cirugía parcial.
2. Radioterapia.
3. Quimioterapia.
El médico oncólogo lo decidirá.

¿Qué pronóstico tiene?

Generalmente malo para la vida a mediano plazo (meses).

Cáncer de pulmón, etapa 4

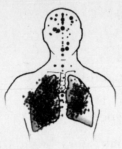

¿Qué molestias tiene el paciente?

Tos, escupe con sangre, baja de peso, dolor, falta de aire, etc. El cáncer se encuentra en ambos pulmones y en otras partes del cuerpo; además, presenta ganglios cerca del corazón y otros órganos.

¿Cómo se diagnostica?

En una radiografía o tomografía se observan lesiones muy avanzadas en los pulmones y en todo el cuerpo.

¿Cómo se clasifica?

(Cualquier t, cualquier n, **m1).** Aquí ya aparece m1, lo cual significa metástasis, que es cáncer del pulmón invadiendo otra parte del cuerpo.

¿Qué tratamiento hay?

1. Quimioterapia.
2. Radioterapia.
3. Braquiterapia.
4. Láser.
5. Cirugía paliativa (a veces)

¿Qué pronóstico se espera?

Malo para la vida a corto plazo (semanas).

11. Cáncer en niños
(Leucemia)

¿Cómo es este cáncer?

Es un cáncer de la sangre llamado **leucemia linfocítica aguda.**

¿De qué tipo es?

Ataca a células de la sangre llamadas linfocitos, que se encargan de protegernos de infecciones, entre otras funciones.

¿Es grave este cáncer?

Sí, y se presenta con más frecuencia en niños que en adultos.

¿Qué molestias se presentan al inicio?

La más común es que el niño o la niña tenga infecciones frecuentes, y, por lo general, no responden al tratamiento de manera adecuada.

¿Tiene la culpa el médico de no sospechar de esta enfermedad al principio?

No, las infecciones son muy comunes en los niños y un buen médico debe pensar en enfermedades infecciosas de manera inicial y tratarlas. Si éstas son **muy frecuentes** y los niños presentan palidez, hemorragias, dolor de huesos, fiebre, ganglios crecidos, dolor de cabeza, además de crecimiento de los testículos sin causa aparente y repetitivamente, entonces el médico, al practicar exámenes, puede pensar en la posibilidad de cáncer.

Sangre **normal** vista
al microscopio

Sangre **anormal** vista
al microscopio

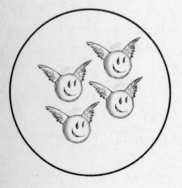

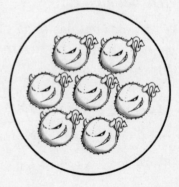

¿Existen varios tipos de cáncer?

Sí, pero el más frecuente es la leucemia linfocítica aguda (abreviado: lla).

Leucemia linfocítica aguda

¿Qué molestias y signos iniciales hay?

1. **Anemia.** Por medio de análisis de laboratorio se encuentra hemoglobina baja o muy baja.
2. **Palidez** de la cara, sobre todo.
3. **Hemorragias,** sangrado de la nariz o de otra parte del cuerpo, y el laboratorio reporta número bajo de plaquetas.
4. **Infecciones** frecuentes de garganta o bronquios.
5. **Fiebre.** Temperatura de más de 38°C.
6. **Dolor de huesos o articulaciones.**
7. **Crecimiento de ganglios,** principalmente en cuello e ingle.
8. **Crecimiento del hígado,** además de dolor.
9. **Alteraciones de la visión** debido a hemorragias internas de retina.
10. **Crecimiento de testículos** por invasión del cáncer.

¿Aparecen todas estas alteraciones?

No, puede haber una o varias al mismo tiempo.

¿Estas molestias se presentan con algunas enfermedades infecciosas?

Sí.

¿Qué exámenes de laboratorio y rayos X confirman el diagnóstico de leucemia?

1. Ácido úrico en sangre, el cual se eleva.
2. Potasio y fósforo en sangre, ambos se elevan
3. Calcio en sangre, el cual baja.
4. Biometría hemática: Hemoglobina baja.
                            Plaquetas bajas.
                            Leucocitos alterados.
5. Número alto de linfocitos "t".
6. Diferencial de leucocitos fuera de lo normal.
7. Radiografías de huesos presentando lesiones parecidas a "mordidas".
8. Estudio de **médula ósea, el cual es el más importante**; recuerde que este estudio sólo se debe hacer cuando hay una sospecha bien fundada de cáncer y debe ser revisado por un patólogo o un hematólogo.

¿Qué etapas hay en la leucemia linfocítica aguda?

No existe un sistema de clasificación, sólo hay etapas de tratamiento y dependerá de:

1. Edad del niño o niña.
2. De los exámenes y de sus resultados.

3. Si no ha recibido tratamiento el niño.

4. Si ya ha recibido tratamiento.

5. Si ha tenido tratamiento con **buena** respuesta (leucemia en **remisión**).

6. Si ha tenido tratamiento con **mala** respuesta (leucemia **refractaria**).

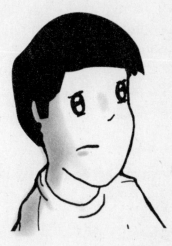

¿Qué pasos hay en un tratamiento?

1. Etapa de inducción a la remisión.

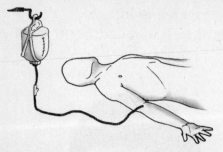

Se utiliza quimioterapia en el mayor número de ocasiones para eliminar lo más que se pueda de células cancerosas.

2. Etapa de prevención al cerebro.

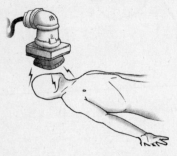

En esta parte del tratamiento se aplica la **quimioterapia** directamente al cerebro a través de una punción en la médula espinal. También se puede aplicar **radioterapia con rayos X** en la cabeza.

**3. Segunda fase de tratamiento de quimioterapia,
llamada de consolidación o intensificación.**

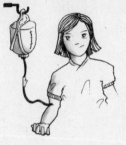

Una vez que el niño o la niña no presenta signos de
leucemia, se inicia este tratamiento con el propósito
de eliminar cualquier célula cancerosa que haya
quedado.

4. Etapa de mantenimiento.

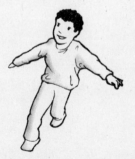

Aquí se administra quimioterapia durante varios años
en menor número de veces y cantidad para mantener al
niño o la niña libre de cáncer.

¿Qué es la médula ósea?

a) Se halla en el interior de los huesos.
b) Ahí se produce la sangre.
c) Ahí se desarrolla el cáncer.

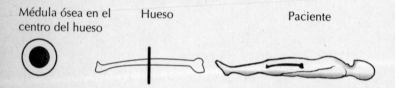

Médula ósea en el centro del hueso　　　Hueso　　　Paciente

¿Qué es un trasplante de médula autóloga?

1) Antes de iniciar con un tratamiento de quimiote-rapia, al paciente se le extrae un poco de **su propia** médula ósea.

2) Se trata y se le quitan las células cancerosas que tenga; una vez limpia, la médula ósea se congela.

3) Después se principia un tratamiento de quimiote-rapia aplicado al paciente.

4) Cuando lo termina, se descongela la médula ósea limpia y se le administra al paciente, para que forme su sangre normal otra vez.

¿Qué es un trasplante de médula ósea heteróloga?

1) Se busca un **donador** de médula ósea que sea compatible con el paciente que va a ser tratado (generalmente familiares cercanos).

2) Se congela la médula ósea.

3) Se inicia el tratamiento de quimioterapia en el paciente.

4) Cuando termina se administra la médula ósea del donante al paciente para que forme nuevamente sangre "normal".

¿Qué pronóstico tiene este cáncer en los niños?

1. Mientras más edad tiene el niño es mejor la sobrevida.

2. En aquellos que desarrollan una infección, además de la leucemia, el pronóstico es malo.

3. En los que presentan alteraciones en el cerebro por la leucemia el pronóstico es muy malo.

4. Si toleran la quimioterapia es mejor.

5. Si el niño, a pesar de estar en tratamiento, recae (leucemia refractaria), el pronóstico es muy malo.

6. Si se trata adecuadamente la leucemia linfocítica aguda, el 50 por ciento de los pacientes (la mitad) mejora; y sin tratamiento alguno vivirán tres meses aproximadamente.

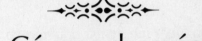

12. Cáncer de próstata

¿Qué es la próstata?

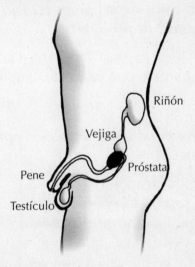

Es una glándula que está junto a la vejiga urinaria y que puede desarrollar dos tipos de crecimiento:

1. Uno benigno, llamado hiperplasia benigna.
2. Uno maligno, conocido como cáncer de próstata.

¿El cáncer de próstata es común en el hombre?

Es muy común en hombres mayores de 60 años y raro en menores de 40 años.

¿Existe alguna dieta que tenga relación con la aparición de este cáncer?

Sí, es mayor en la gente que consume gran cantidad de grasas animales y menor en las personas vegetarianas.

¿Existe relación entre algún tipo de trabajo y la aparición de cáncer de próstata?

Sí, en los hombres que están expuestos a la fabricación de pinturas y llantas, por las sustancias que ahí se manejan.

¿Qué se debe hacer para una detección oportuna de cáncer de próstata?

1. Ser mayor de 55 años.
2. Revisión de próstata por el médico cada año.
3. Exámenes de laboratorio general de orina, biometría hemática y antígeno prostático.
4. Ultrasonido de próstata o resonancia magnética.

¿Cuáles son las molestias que se presentan cuando hay cáncer de próstata?

1. En un principio **ninguna**.

2. Dolor o dificultad al orinar.

3. Dolor al eyacular o defecar.

4. Dolor en la parte baja de la columna vertebral.

¿Qué signos puede hallar el médico en el paciente?

1. Anemia.

2. Baja de peso.

3. Sangre en la orina.

4. Si al revisar la próstata encuentra tumoraciones.

5. Si por medio del laboratorio existe aumento del antígeno prostático específico en el 90 por ciento de los casos.

¿Cuál es el cáncer de próstata más frecuente?

1. Adenocarcinoma, en 95 por ciento.

2. Otros, 5 por ciento.

¿Cuántas etapas hay en este cáncer?

Cuatro: 1, 2, 3, 4.

Cáncer de próstata, etapa 1

¿Cuánto abarca el cáncer en esta etapa?

Sólo una pequeñísima parte de la próstata.

¿Qué molestias o signos se presentan?

No hay ninguna molestia y en la exploración rectal en ocasiones se halla una tumoración muy pequeña.

¿Entonces cómo se detecta?

Al efectuar una operación **de prostatectomía de manera rutinaria (por crecimiento** benigno aparente), se analiza ésta y se encuentra de manera accidental que se ha iniciado el cáncer. O en una resonancia magnética prostática de rutina, más biopsia.

¿Cómo se clasifica?

Etapa 1 (t1a, n0, m0, g1).

¿Qué tratamiento se debe seguir?

1. Cirugía curativa.
2. Implantes, a veces.
3. Radioterapia, en ocasiones.

Cáncer de próstata, etapa 2

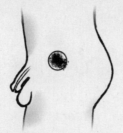

¿Cuánto abarca el cáncer?

Prácticamente **toda** la próstata.

¿Qué molestias o signos se presentan?

Generalmente hay dolor al orinar o eyacular, los exámenes de laboratorio se alteran y el médico detecta tumoraciones francas de la próstata.

¿Cómo se clasifica?

Etapa 2: (t1a, n0, m0, gx), (t1b, n0, m0), (t1c, n0, m0), (t1, n0, m0) y (t2, n0, m0).

¿Qué tratamientos existen?

1. Cirugía curativa.
2. Implantes.
3. Radioterapia, a veces.
El médico oncólogo decidirá el tratamiento.

Cáncer de próstata, etapa 3

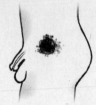

¿Cuánto abarca el cáncer?

Toda la próstata, además de los tejidos que se encuentran a su alrededor, pero sin ganglios aún.

¿Qué molestias o signos aparecen?

Puede haber dolor al orinar o al eyacular, dificultad al orinar, etc., existen exámenes de laboratorio alterados y en la exploración física el médico detecta una gran tumoración.

¿Cómo se clasifica?

Etapa 3: (t3, n0, m0).

¿Qué tratamientos hay?

1. Radiación.
2. Implantes.
3. Cirugía parcial.
4. Cirugía supresiva.
5. Hormonales.
El médico oncólogo decidirá lo conducente.

Cáncer de próstata, etapa 4

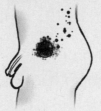

¿Cuánto abarca el cáncer?

Toda la próstata, tejidos circundantes y ganglios hacia la columna y otras partes del cuerpo.

¿Qué molestias o signos se presentan?

Ya existe dolor en la parte baja de la espalda, además de molestias urinarias, con exámenes muy alterados y en la exploración física se encuentra un gran tumor.

¿Cómo se clasifica?

Etapa 4: (t4, n0, m0), (cualquier t, n1, m0), (cualquier T, cualquier N, M1).

¿Qué tratamientos se siguen?

1. Antihormonales (Flutamina).
2. Cirugía supresiva.
3. Cirugía paliativa.
4. Hormonales.
5. Radioterapia.
El médico oncólogo dirá qué tratamiento seguir.

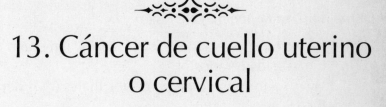

13. Cáncer de cuello uterino o cervical

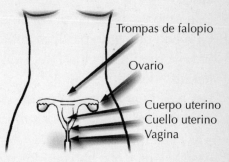

Trompas de falopio

Ovario

Cuerpo uterino
Cuello uterino
Vagina

¿Qué es el cuello uterino?

El aparato reproductor de la mujer está formado por los labios mayores, menores, vagina, ovarios, trompas de falopio y útero.

Anatómicamente el útero se divide en dos partes.

1. El cuerpo uterino (la parte más grande).
2. El cuello uterino, que es la pequeña parte del útero en contacto con la vagina.

Aunque existe cáncer de labios, trompas, ovarios, cuerpo uterino, sólo explicaremos el del cuello uterino, ya que es con mucho el más frecuente.

¿A qué edad es más común?

Entre los 35 y 40 años y los 60 y 64 años.

¿Qué mujeres tienen mayor riesgo?

1. Las que han presentado contacto sexual temprano (antes de los 17 años).
2. Con un alto número de parejas sexuales (más de cinco).
3. Con embarazos tempranos (antes de los 17 años).
4. Que han utilizado pastillas anticonceptivas.
5. Las que han padecido infección vaginal por virus del tipo del herpes genital.
6. Las que tienen infección por virus **del papiloma humano, solamente** de los subtipos 16, 18, 31, 33, 35, 39, 45, 51, 52.
7. Las pacientes que han tenido infección vaginal por una bacteria llamada clamidia.

¿Cómo se previene el cáncer cervical?

Con un buen estudio de *Papanicolau* cada año. Después de los 30 años, de la siguiente manera:
1. Se debe revisar la vagina y el cuello uterino con un espejo vaginal (ver).
2. Se toma la secreción del lugar que se considere adecuado (muestra).

O un estudio de colposcopía más *Papanicolau*.

¿Cuántas etapas de cáncer de cuello uterino existen?

Cinco: etapas 0, 1, 2, 3, 4, además de subtipos.

¿Cuántos tipos de cáncer del cuello uterino hay?

1. Cáncer de células escamosas que se presenta en el 90 por ciento de los casos.
2. Adenocarcinomas, en ocho por ciento.
3. Otros, dos por ciento.

¿Qué signos o molestias aparecen cuando se presenta el cáncer del cuello uterino?

Sangrados anormales frecuentes

1. Sangrado entre periodos menstruales.
2. Sangrado después de relaciones sexuales.
3. Sangrado luego del baño.
4. Sangrado después de la menopausia.
5. Sangrado anormal en la *regla,* como lo es pálido o fétido.
6. Baja de peso.
7. Fatiga.
8. Dolor de espalda.
9. Anemia.

Cáncer de cuello uterino, etapa 0 (aproximadamente en cinco años el 95 por ciento de las pacientes con tratamiento vivirá)

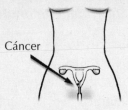

Cáncer

¿Por qué se menciona la etapa 0?

Porque es un cáncer muy pequeño que apenas se inicia y se llama: "en el sitio".

¿Qué molestias se presentan?

Generalmente ninguna, sólo se detecta con los estudios mencionados. El cáncer abarca una porción muy pequeña del cuello uterino.

¿Cómo se diagnostica?

Con colposcopía y *Papanicolau*.

¿Cómo se clasifica?

Etapa 0: (tis, n0, m0).

¿Qué tratamientos existen?

1. Cirugía curativa.
2. Crioterapia.
3. Láser.

Cáncer de cuello uterino, etapa 1 (aproximadamente en cinco años el 92 por ciento de las pacientes con tratamiento vivirá)

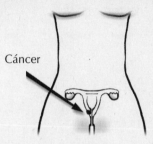

Cáncer

¿Qué molestias aparecen?

Ninguna o sangrado transvaginal ocasional.

¿Cómo se diagnostica?

Con ultrasonido y *Papanicolau*. El cáncer se encuentra **sólo** en el cuello uterino.

¿Cómo se clasifica?

Etapa 1 a1 (t1a1, n0, m0), etapa 1a2 (t1a2, n0, m0), etapa 1b1 (t1b1, n0, m0) y etapa 1b2 (t1b2, n0, m0).

¿Qué tratamientos hay?

1. Cirugía curativa.
2. Radioterapia.
3. Implantes.
El médico oncólogo decidirá el tratamiento.

**Cáncer de cuello uterino, etapa 2
(aproximadamente en cinco años el 84 por ciento de
las pacientes en etapa 2a vivirá y el 67 por ciento que
estén en 2b)**

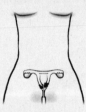

¿Qué molestias se presentan?

Cualquiera de las referidas al inicio.

¿Cómo se diagnostica?

Con ultrasonido, tomografía, *Papanicolau*. El cáncer
se encuentra en todo el cuello uterino y la parte superior
de la vagina.

¿Cómo se clasifica?

Etapa 2a (t2a, n0, m0) y etapa 2b (t2b, n0, m0)

¿Qué tratamientos existen?

1. Cirugía curativa.
2. Radioterapia.
3. Implantes.
4. Quimioterapia.
El médico oncólogo confirmará el tratamiento.

**Cáncer de cuello uterino, etapa 3
(aproximadamente en cinco años el 45 por ciento de
las pacientes en etapa 3a vivirá y el 36 por ciento de
la etapa 3b con tratamiento)**

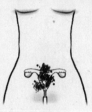

¿Qué molestias se presentan?

Varias de las referidas en un principio.

¿Cómo se hace el diagnóstico?

Ultrasonido, tomografía, rayos X, *Papanicolau*. El cáncer está en todo el cuello uterino, toda la vagina y parte de la pelvis.

¿Cómo se clasifica?

Etapa 3a (t3a, no, mo). Etapa 3b (t1, ni, m0), (t2, n1, m0), (t3a, n1, m0) y (t3b, cualquier n, m0).

¿Qué tratamientos hay?

1. Radioterapia.
2. Quimioterapia.
3. Implantes.
El médico oncólogo decidirá lo que prosigue.

Cáncer *de cuello uterino, etapa 4 (aproximadamente en cinco años el 14 por ciento de las pacientes con tratamiento vivirá)*

Cáncer

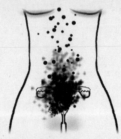

¿Qué molestias aparecen?

Prácticamente todas las comentadas en un inicio, además de dolor en la espalda muy fuerte.

¿Cómo se diagnostica?

Con tomografía, rayos X, *Papanicolau*, etc. El cáncer ya se extendió en órganos cercanos y lejanos.

¿Cómo se clasifica?

Etapa 4a: (t4, cualquier n, m1)
Etapa 4b: (cualquier t, cualquier n, m1)

¿Qué tratamientos existen?

1. Radioterapia.
2. Quimioterapia.
3. Cirugía paliativa (a veces).
El médico oncólogo decidirá.

14. Cáncer de piel

(melanoma maligno)

Es un cáncer que cada vez es más frecuente y los tres más importantes son:

1. Cáncer de células basales, que es el más común.
2. De células escamosas, el menos común.
3. Melanoma maligno, el más grave.

Al ser el más grave presentaremos
El melanoma maligno

Melanoma maligno de piel

Es un cáncer que se origina en la piel a partir de unas células llamadas melanocitos, encargadas de dar la coloración de la piel.

¿Qué personas son las más propensas a tener este tipo de cáncer?

1. Las personas de raza blanca.
2. Las que tienen pelo rubio o rojizo natural y ojos azules.
3. Aquellas que al asolearse presentan una reacción de quemadura en su piel de rojo intenso.
4. Las que tienen un lunar verrucoso (nódulo negro).
5. Las que tienen antecedentes familiares de este cáncer.
6. Las que acostumbran una exposición excesiva al sol, de más de tres horas continuas, en horas llamadas "pico", que es de las 10 de la mañana a las 2 de la tarde.
7. Las personas con trabajo de exposición al sol como: marineros, gente de la construcción, etcétera.
8. Los vacacionistas que se sobreexponen al sol sin ninguna protección.

¿Cómo se realiza el diagnóstico de melanoma maligno de piel?

1. Con un autoexamen cada mes a partir de los 20 años.
2. Revisar lesiones sospechosas y si observan algo raro acudir al dermatólogo o al oncólogo.

¿Cómo es un autoexamen de la piel?

Generalmente, después del baño se revisa toda la piel con un espejo y se incluye el cuero cabelludo, por lo menos una vez al mes.

¿Cómo se sabe cuándo una lesión de la piel es sospechosa de cáncer?

Cuando presentan el **a, b, c, d: a** de asimetría, **b** de borde, **c** de color y **d** de diámetro.

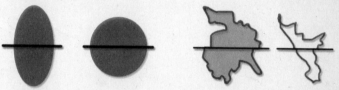

Lesiones simétricas
(sin problema)

Lesiones asimétricas
(con problema)

Asimetría consiste en que la mitad de la lesión es **diferente** a la otra mitad en su forma y tamaño.

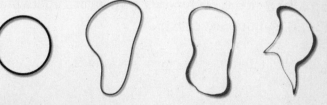

Borde regular
(sin problema)

Borde irregular
(con problema)

Borde de la lesión, el cual es **irregular** alrededor.

Color igual en toda la
lesión (sin problema)

Color desigual en toda la
lesión (con problema)

El color cambia en diferentes partes de la lesión, ya sea café oscuro, café claro, negro o azulado.

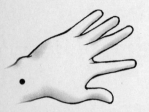

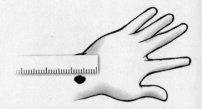

Diámetro menor de medio
centímetro (sin problema)

Diámetro mayor de medio
centímetro (con problema)

Diámetro significa que el **tamaño** de la lesión debe ser mayor a medio centímetro, pero en ocasiones puede no serlo, aunque sea cáncer.

¿Cuántos tipos de melanoma maligno de piel existen?

1. Melanoma propagante superficial, siendo el más frecuente en 70 por ciento de los pacientes.
2. Melanoma nodular, en 15 por ciento.
3. Melanoma lentigo maligno en 10 por ciento.
4. Melanoma acralentiginoso, en 5 por ciento.

¿Cuántas etapas hay en el melanoma maligno?

Cinco etapas y la supervivencia **con** tratamiento a **cinco** años es:
Etapa 1: 100 por ciento.
Etapa 2: 99 por ciento.
Etapa 3: 91 por ciento.
Etapa 4: 69 por ciento.
Etapa 5: 34 por ciento.

¿Qué molestias aparecen?

Se presenta la alteración de la piel con los referidos a, b, c, d.

¿Cómo se sabe en qué etapa se encuentra?

Al hacer la biopsia se valora la **profundidad** de la lesión cancerosa en la piel y si existen ganglios afectados.

¿Qué tratamientos existen?

1. Cirugía.
2. Inmunoterapias (Interferón).
3. Radioterapia.
4. Quimioterapia con Decarbacina, Cisplatino, Carmustatina, Lomustatina, etcétera.

El médico oncólogo valorará tratamiento y el tiempo a seguirlo según la etapa en que se halle.

Bibliografía

Ackerman, A.B., "Malignant melanoma, a Unifying Concept", *Am. J. Dermatopathol,* 1980, 2: 309.

American Committee on Cancer, AJCC. *Cancer Staging Manual,* 6ª. ed. Nueva York, Springer, 2002.

Baquet, C.R. *et al.*, "Socioeconomic Factors and Cancer Incidence Among Blacks and Whites", *JNCI,* 1991, 83, 551.

Brady, L.W., "The Changing Role of Radiation Oncology", en Cancer Management, *Cancer,* 1983, 33: 2.

Catalona W.J., *et al.*, "Measurement of Prostatic Specific Antigen in Serum as a Screening Test for Prostate Cancer", *N. Eng. J. Med.,* 1991, 324: 1156.

Chabner, B., *Pharmacology Principles of Cancer Treatment,* Saunders, 1982.

Doll, R., The Causes of Cancer, *JNCI,* 1981, 66: 1197.

Eddy, D., "Screening for Breast cancer", *Med. Ann. Intern.,* 1989: 389.

Gale R.P., Armitage, J.O., Dicke, K.A., "Autotransplants: Now and the Future", *Bone Marrow Transplantation,* 1991, 7: 153.

Greenberg, P.D., "Mechanism of Tumor Immunology", en: *Basic & Clinical Immunology,* 7ª. AI (editors), Appleton & Lange, 1991.

Hajj C. *et al.*, "DNA Alterations at Proto-Oncogene Loci and their Clinical Significance in Operable Non-Small Cell Lung Cancer". *Cancer* 1990, 66: 733.

Henderson E.S., lister, T.A., *Leukemia,* 5ª. Ed., Saunders, 1990.

Holbrook, J., "Tobacco and Health", *Cancer,* 1987, 37: 49.

Jonsen A.R., Siegler, M., Winglade, W.J., *Clinical Ethics,* 2ª. Ed, Macmillan, 1986.

Leghass, "Tamoxifen in the Treatment of Breast Cancer", *Ann Intern Med.,* 109: 219.

Mor V, Masterson-Allen S., *Hospice Care Systems: Structures, Process, cost and Outcome,* Springer, 1987.

Mountain, C.F., "The New International Staging System for Lung Cancer", *Srg. Clin. North Am.,* 1987, 67: 925.

Parker C.M., Accuracy of Predictions of Survival in Later Stages of Cancer, *Br. med. J.* 1972, 2: 29.

Saunders, C. (editor), *The Management of Terminal Malignant Disease,* 2a. Ed., Edward Arnold, 1984.

Shingleton, H.M., *et al.,* "Adenocarcinoma of the Cervix: Clinical Evaluation and Pathologic Features", *Am. J. Obstet. Gynecol.,* 1981, 139: 799.

Shizgal, H.M., "Body Composition of Patients with Malnutrition and Cancer". Summary of Methods of Assessment, *Cancer,* 1985, 55: 250.

Stedeford A., *Facing Death: Patients, Families, and Professionals,* Heinemann, 1985.

Schatzkin, A. *et al.,* "Alcohol Consumption and Breast Cancer in the Epidemiologic Follow-up Study". Of The First National Health and Nutrition Examination Survey, *N. Engl. J. Med.,* 1987, 316: 1169.

Turnbull, A.D., *Surgical Emergencies in the Cancer Patient,* Year Book, 1987.

Warness, B.A., Munger, K., Howley, P.M., the role of Human Papillomavirus Oncoproteins in Transformation and Carcinogenic Progression, en *Important Advances in Oncology,* de Vita VT. JR., Hellman S, Rosenberg S.A. (editor) lippincott, 1991.

Comentarios: Dr. Alfredo Alatorre M.
dr_alatorre@terra.com

SU OPINIÓN CUENTA

Nombre ....

Dirección ....

Calle y número ....

Teléfono ....

Correo electrónico ....

Colonia .... Delegación ....

C.P .... Ciudad/Municipio ....

Estado .... País ....

Ocupación .... Edad ....

Lugar de compra ....

Temas de interés:

☐ *Negocios*	☐ *Familia*	☐ *Ciencia para niños*
☐ *Superación personal*	☐ *Psicología infantil*	☐ *Didáctica*
☐ *Motivación*	☐ *Pareja*	☐ *Juegos y acertijos*
☐ *New Age*	☐ *Cocina*	☐ *Manualidades*
☐ *Esoterismo*	☐ *Literatura infantil*	☐ *Humorismo*
☐ *Salud*	☐ *Literatura juvenil*	☐ *Interés general*
☐ *Belleza*	☐ *Cuento*	☐ *Otros*
	☐ *Novela*	

¿Cómo se enteró de la existencia del libro?

☐ *Punto de venta*
☐ *Recomendación*
☐ *Periódico*
☐ *Revista*
☐ *Radio*
☐ *Televisión*

Otros ....

Sugerencias ....

¿Qué es el cáncer?

COLECCIÓN SALUD

COLECCIONES

Belleza
Negocios
Superación personal
Salud
Familia
Literatura infantil
Literatura juvenil
Ciencia para niños
Con los pelos de punta
Pequeños valientes
¡Que la fuerza te acompañe!
Juegos y acertijos
Manualidades
Cultural
Medicina alternativa
Clásicos para niños
Computación
Didáctica
New Age
Esoterismo
Historia para niños
Humorismo
Interés general
Compendios de bolsillo
Cocina
Inspiracional
Ajedrez
Pokémon
B. Traven
Disney pasatiempos
Mad Science
Abracadabra
Biografías para niños
Clásicos juveniles

NOTAS

¿Qué es el cáncer?
Tipografía: *Marcos González*
Negativos de portada: *Daniel Bañuelos*
Negativos de interiores: *Daniel Bañuelos*
Impresión de portada: *Grupo Impresor Mexicano S.A. de C.V.*
Esta edición se imprimió en septiembre de 2004,
en *Grupo Impresor Mexicano S.A. de C.V., cda.Trueno, mza. 88, lte. 31, col. Sn Miguel Teotongo*